Livro de Registo da Glucose

DIABETES

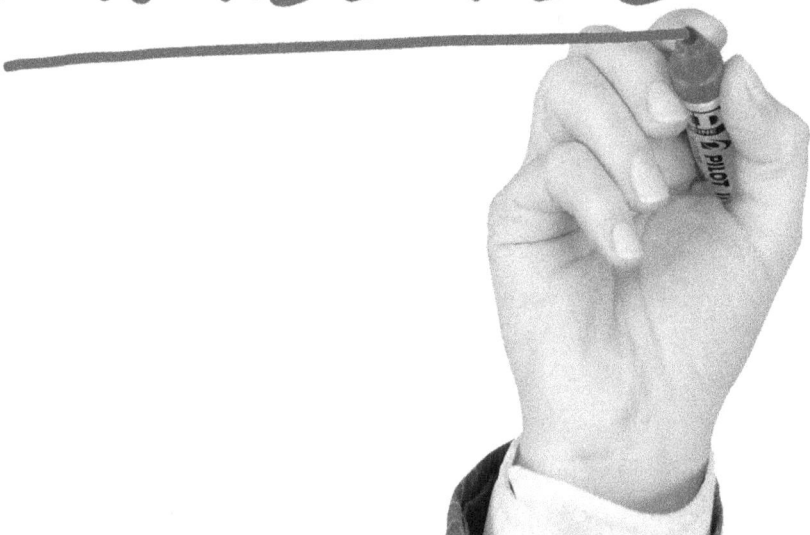

Este livro pertence a

Em caso de emergência

NOME

ENDEREÇO

TELEFONE

PESSOA DE CONTACTO DE EMERGÊNCIA

DOCTOR

FARMÁCIA

DENTISA

CLÍNICO OLHAR

Notas

....

....

....

....

....

....

....

....

PANCREAS CELLS RESISTANCE INSULIN METABOLISM ISLETS STAGES INJECT MONITOR WEIGHT CONGENITAL GLUCOSE SENSITIVITY NERVE ENDOCRINE WELL DIABETES TYPE HEALTHCARE ACUTE SYMPTOMS HYPERGLYCEMIA SUGAR COMPLICATIONS KETOACIDOSIS RESPOND PANCREAS ADULTS INJECT INSULIN MELLITUS

Semana de: ....

		Antes	Depois		Notas
Segunda-feira	Almoço				
	Pequeno almoço				
	Jantar				
	Cama				

		Antes	Depois		Notas
Terça-feira	Almoço				
	Pequeno almoço				
	Jantar				
	Cama				

		Antes	Depois		Notas
Quarta-feira	Almoço				
	Pequeno almoço				
	Jantar				
	Cama				

		Antes	Depois		Notas
Quinta-feira	Almoço				
	Pequeno almoço				
	Jantar				
	Cama				

Livro de Registo da Glucose

Sexta-feira

	Antes	Depois	Notas
Almoço			
Pequeno almoço			
Jantar			
Cama			

Sábado

	Antes	Depois	Notas
Almoço			
Pequeno almoço			
Jantar			
Cama			

Domingo

	Antes	Depois	Notas
Almoço			
Pequeno almoço			
Jantar			
Cama			

Notas ....
....
....
....
....
....
....
....

Semana de: ....

		Antes	Depois		Notas
Segunda-feira	Almoço				
	Pequeno almoço				
	Jantar				
	Cama				

		Antes	Depois		Notas
Terça-feira	Almoço				
	Pequeno almoço				
	Jantar				
	Cama				

		Antes	Depois		Notas
Quarta-feira	Almoço				
	Pequeno almoço				
	Jantar				
	Cama				

		Antes	Depois		Notas
Quinta-feira	Almoço				
	Pequeno almoço				
	Jantar				
	Cama				

Livro de Registo da Glucose

Sexta-feira

	Antes	Depois	Notas
Almoço			
Pequeno almoço			
Jantar			
Cama			

Sábado

	Antes	Depois	Notas
Almoço			
Pequeno almoço			
Jantar			
Cama			

Domingo

	Antes	Depois	Notas
Almoço			
Pequeno almoço			
Jantar			
Cama			

Notas ....
....
....
....
....
....
....

Semana de: ....

		Antes	Depois	Notas
Segunda-feira	Almoço			
	Pequeno almoço			
	Jantar			
	Cama			

		Antes	Depois	Notas
Terça-feira	Almoço			
	Pequeno almoço			
	Jantar			
	Cama			

		Antes	Depois	Notas
Quarta-feira	Almoço			
	Pequeno almoço			
	Jantar			
	Cama			

		Antes	Depois	Notas
Quinta-feira	Almoço			
	Pequeno almoço			
	Jantar			
	Cama			

Livro de Registo da Glucose

Sexta-feira

	Antes	Depois	Notas
Almoço			
Pequeno almoço			
Jantar			
Cama			

Sábado

	Antes	Depois	Notas
Almoço			
Pequeno almoço			
Jantar			
Cama			

Domingo

	Antes	Depois	Notas
Almoço			
Pequeno almoço			
Jantar			
Cama			

Notas ....
....
....
....
....
....
....
....

Semana de: ....

	Antes	Depois		Notas
Segunda-feira Almoço				
Pequeno almoço				
Jantar				
Cama				

	Antes	Depois		Notas
Terça-feira Almoço				
Pequeno almoço				
Jantar				
Cama				

	Antes	Depois		Notas
Quarta-feira Almoço				
Pequeno almoço				
Jantar				
Cama				

	Antes	Depois		Notas
Quinta-feira Almoço				
Pequeno almoço				
Jantar				
Cama				

Livro de Registo da Glucose

Sexta-feira

	Antes	Depois	Notas
Almoço			
Pequeno almoço			
Jantar			
Cama			

Sábado

	Antes	Depois	Notas
Almoço			
Pequeno almoço			
Jantar			
Cama			

Domingo

	Antes	Depois	Notas
Almoço			
Pequeno almoço			
Jantar			
Cama			

Notas ....
....
....
....
....
....
....
....

Semana de:..

	Antes	**Depois**	**Notas**
Segunda-feira — Almoço, Pequeno almoço, Jantar, Cama			

	Antes	**Depois**	**Notas**
Terça-feira — Almoço, Pequeno almoço, Jantar, Cama			

	Antes	**Depois**	**Notas**
Quarta-feira — Almoço, Pequeno almoço, Jantar, Cama			

	Antes	**Depois**	**Notas**
Quinta-feira — Almoço, Pequeno almoço, Jantar, Cama			

Livro de Registo da Glucose

		Antes	Depois	Notas
Sexta-feira	Almoço			
	Pequeno almoço			
	Jantar			
	Cama			

		Antes	Depois	Notas
Sábado	Almoço			
	Pequeno almoço			
	Jantar			
	Cama			

		Antes	Depois	Notas
Domingo	Almoço			
	Pequeno almoço			
	Jantar			
	Cama			

Notas ....

....

....

....

....

....

....

Semana de: ....

		Antes	Depois	Notas
Segunda-feira	Almoço			
	Pequeno almoço			
	Jantar			
	Cama			

		Antes	Depois	Notas
Terça-feira	Almoço			
	Pequeno almoço			
	Jantar			
	Cama			

		Antes	Depois	Notas
Quarta-feira	Almoço			
	Pequeno almoço			
	Jantar			
	Cama			

		Antes	Depois	Notas
Quinta-feira	Almoço			
	Pequeno almoço			
	Jantar			
	Cama			

Livro de Registo da Glucose

	Antes	Depois		Notas
Sexta-feira Almoço Pequeno almoço Jantar Cama				

	Antes	Depois		Notas
Sábado Almoço Pequeno almoço Jantar Cama				

	Antes	Depois		Notas
Domingo Almoço Pequeno almoço Jantar Cama				

Notas ....
....
....
....
....
....
....
....

Semana de:

		Antes	Depois	Notas
Segunda-feira	Almoço			
	Pequeno almoço			
	Jantar			
	Cama			

		Antes	Depois	Notas
Terça-feira	Almoço			
	Pequeno almoço			
	Jantar			
	Cama			

		Antes	Depois	Notas
Quarta-feira	Almoço			
	Pequeno almoço			
	Jantar			
	Cama			

		Antes	Depois	Notas
Quinta-feira	Almoço			
	Pequeno almoço			
	Jantar			
	Cama			

Livro de Registo da Glucose

Sexta-feira

	Antes	Depois	Notas
Almoço			
Pequeno almoço			
Jantar			
Cama			

Sábado

	Antes	Depois	Notas
Almoço			
Pequeno almoço			
Jantar			
Cama			

Domingo

	Antes	Depois	Notas
Almoço			
Pequeno almoço			
Jantar			
Cama			

Notas ....
....
....
....
....
....
....

Semana de: ....

		Antes	Depois		Notas
Segunda-feira	Almoço				
	Pequeno almoço				
	Jantar				
	Cama				

		Antes	Depois		Notas
Terça-feira	Almoço				
	Pequeno almoço				
	Jantar				
	Cama				

		Antes	Depois		Notas
Quarta-feira	Almoço				
	Pequeno almoço				
	Jantar				
	Cama				

		Antes	Depois		Notas
Quinta-feira	Almoço				
	Pequeno almoço				
	Jantar				
	Cama				

Livro de Registo da Glucose

		Antes	Depois	Notas
Sexta-feira	Almoço			
	Pequeno almoço			
	Jantar			
	Cama			

		Antes	Depois	Notas
Sábado	Almoço			
	Pequeno almoço			
	Jantar			
	Cama			

		Antes	Depois	Notas
Domingo	Almoço			
	Pequeno almoço			
	Jantar			
	Cama			

Notas ....
....
....
....
....
....
....
....

Semana de:

		Antes	Depois	Notas
Segunda-feira	Almoço			
	Pequeno almoço			
	Jantar			
	Cama			

		Antes	Depois	Notas
Terça-feira	Almoço			
	Pequeno almoço			
	Jantar			
	Cama			

		Antes	Depois	Notas
Quarta-feira	Almoço			
	Pequeno almoço			
	Jantar			
	Cama			

		Antes	Depois	Notas
Quinta-feira	Almoço			
	Pequeno almoço			
	Jantar			
	Cama			

Livro de Registo da Glucose

		Antes	Depois	Notas
Sexta-feira	Almoço			
	Pequeno almoço			
	Jantar			
	Cama			

		Antes	Depois	Notas
Sábado	Almoço			
	Pequeno almoço			
	Jantar			
	Cama			

		Antes	Depois	Notas
Domingo	Almoço			
	Pequeno almoço			
	Jantar			
	Cama			

Notas ....
....
....
....
....
....
....
....

Semana de:...

Segunda-feira

	Antes	Depois	Notas
Almoço			
Pequeno almoço			
Jantar			
Cama			

Terça-feira

	Antes	Depois	Notas
Almoço			
Pequeno almoço			
Jantar			
Cama			

Quarta-feira

	Antes	Depois	Notas
Almoço			
Pequeno almoço			
Jantar			
Cama			

Quinta-feira

	Antes	Depois	Notas
Almoço			
Pequeno almoço			
Jantar			
Cama			

Livro de Registo da Glucose

Sexta-feira

	Antes	Depois	Notas
Almoço			
Pequeno almoço			
Jantar			
Cama			

Sábado

	Antes	Depois	Notas
Almoço			
Pequeno almoço			
Jantar			
Cama			

Domingo

	Antes	Depois	Notas
Almoço			
Pequeno almoço			
Jantar			
Cama			

Notas ....
....
....
....
....
....
....
....

Semana de:

		Antes	Depois	Notas
Segunda-feira	Almoço			
	Pequeno almoço			
	Jantar			
	Cama			

		Antes	Depois	Notas
Terça-feira	Almoço			
	Pequeno almoço			
	Jantar			
	Cama			

		Antes	Depois	Notas
Quarta-feira	Almoço			
	Pequeno almoço			
	Jantar			
	Cama			

		Antes	Depois	Notas
Quinta-feira	Almoço			
	Pequeno almoço			
	Jantar			
	Cama			

Livro de Registo da Glucose

Sexta-feira

	Antes	Depois	Notas
Almoço			
Pequeno almoço			
Jantar			
Cama			

Sábado

	Antes	Depois	Notas
Almoço			
Pequeno almoço			
Jantar			
Cama			

Domingo

	Antes	Depois	Notas
Almoço			
Pequeno almoço			
Jantar			
Cama			

Notas ....
....
....
....
....
....
....
....

Semana de:_____

		Antes	Depois	Notas
Segunda-feira	Almoço Pequeno almoço Jantar Cama			

		Antes	Depois	Notas
Terça-feira	Almoço Pequeno almoço Jantar Cama			

		Antes	Depois	Notas
Quarta-feira	Almoço Pequeno almoço Jantar Cama			

		Antes	Depois	Notas
Quinta-feira	Almoço Pequeno almoço Jantar Cama			

Livro de Registo da Glucose

		Antes	Depois	Notas
Sexta-feira	Almoço			
	Pequeno almoço			
	Jantar			
	Cama			

		Antes	Depois	Notas
Sábado	Almoço			
	Pequeno almoço			
	Jantar			
	Cama			

		Antes	Depois	Notas
Domingo	Almoço			
	Pequeno almoço			
	Jantar			
	Cama			

Notas

....
....
....
....
....
....
....
....

Semana de: ....

		Antes	Depois	Notas
Segunda-feira	Almoço			
	Pequeno almoço			
	Jantar			
	Cama			

		Antes	Depois	Notas
Terça-feira	Almoço			
	Pequeno almoço			
	Jantar			
	Cama			

		Antes	Depois	Notas
Quarta-feira	Almoço			
	Pequeno almoço			
	Jantar			
	Cama			

		Antes	Depois	Notas
Quinta-feira	Almoço			
	Pequeno almoço			
	Jantar			
	Cama			

Livro de Registo da Glucose

Sexta-feira

	Antes	Depois	Notas
Almoço			
Pequeno almoço			
Jantar			
Cama			

Sábado

	Antes	Depois	Notas
Almoço			
Pequeno almoço			
Jantar			
Cama			

Domingo

	Antes	Depois	Notas
Almoço			
Pequeno almoço			
Jantar			
Cama			

Notas ....
....
....
....
....
....
....
....

Semana de: ....

		Antes	Depois	Notas
Segunda-feira	Almoço			
	Pequeno almoço			
	Jantar			
	Cama			

		Antes	Depois	Notas
Terça-feira	Almoço			
	Pequeno almoço			
	Jantar			
	Cama			

		Antes	Depois	Notas
Quarta-feira	Almoço			
	Pequeno almoço			
	Jantar			
	Cama			

		Antes	Depois	Notas
Quinta-feira	Almoço			
	Pequeno almoço			
	Jantar			
	Cama			

Livro de Registo da Glucose

Sexta-feira

	Antes	Depois	Notas
Almoço			
Pequeno almoço			
Jantar			
Cama			

Sábado

	Antes	Depois	Notas
Almoço			
Pequeno almoço			
Jantar			
Cama			

Domingo

	Antes	Depois	Notas
Almoço			
Pequeno almoço			
Jantar			
Cama			

Notas ....

....

....

....

....

....

....

Semana de:

		Antes	Depois	Notas
Segunda-feira	Almoço			
	Pequeno almoço			
	Jantar			
	Cama			

		Antes	Depois	Notas
Terça-feira	Almoço			
	Pequeno almoço			
	Jantar			
	Cama			

		Antes	Depois	Notas
Quarta-feira	Almoço			
	Pequeno almoço			
	Jantar			
	Cama			

		Antes	Depois	Notas
Quinta-feira	Almoço			
	Pequeno almoço			
	Jantar			
	Cama			

Livro de Registo da Glucose

Sexta-feira

	Antes	Depois	Notas
Almoço			
Pequeno almoço			
Jantar			
Cama			

Sábado

	Antes	Depois	Notas
Almoço			
Pequeno almoço			
Jantar			
Cama			

Domingo

	Antes	Depois	Notas
Almoço			
Pequeno almoço			
Jantar			
Cama			

Notas ....
....
....
....
....
....
....
....

Semana de: ....

Segunda-feira

	Antes	Depois	Notas
Almoço			
Pequeno almoço			
Jantar			
Cama			

Terça-feira

	Antes	Depois	Notas
Almoço			
Pequeno almoço			
Jantar			
Cama			

Quarta-feira

	Antes	Depois	Notas
Almoço			
Pequeno almoço			
Jantar			
Cama			

Quinta-feira

	Antes	Depois	Notas
Almoço			
Pequeno almoço			
Jantar			
Cama			

Livro de Registo da Glucose

	Antes	Depois	Notas
Sexta-feira Almoço			
Pequeno almoço			
Jantar			
Cama			

	Antes	Depois	Notas
Sábado Almoço			
Pequeno almoço			
Jantar			
Cama			

	Antes	Depois	Notas
Domingo Almoço			
Pequeno almoço			
Jantar			
Cama			

Notas ....
....
....
....
....
....
....
....

Semana de: ....

		Antes	**Depois**	**Notas**
Segunda-feira	Almoço			
	Pequeno almoço			
	Jantar			
	Cama			

		Antes	**Depois**	**Notas**
Terça-feira	Almoço			
	Pequeno almoço			
	Jantar			
	Cama			

		Antes	**Depois**	**Notas**
Quarta-feira	Almoço			
	Pequeno almoço			
	Jantar			
	Cama			

		Antes	**Depois**	**Notas**
Quinta-feira	Almoço			
	Pequeno almoço			
	Jantar			
	Cama			

Livro de Registo da Glucose

Sexta-feira

	Antes	Depois	Notas
Almoço			
Pequeno almoço			
Jantar			
Cama			

Sábado

	Antes	Depois	Notas
Almoço			
Pequeno almoço			
Jantar			
Cama			

Domingo

	Antes	Depois	Notas
Almoço			
Pequeno almoço			
Jantar			
Cama			

Notas ....
....
....
....
....
....
....

Semana de:

		Antes	Depois	Notas
Segunda-feira	Almoço Pequeno almoço Jantar Cama			

		Antes	Depois	Notas
Terça-feira	Almoço Pequeno almoço Jantar Cama			

		Antes	Depois	Notas
Quarta-feira	Almoço Pequeno almoço Jantar Cama			

		Antes	Depois	Notas
Quinta-feira	Almoço Pequeno almoço Jantar Cama			

Livro de Registo da Glucose

Sexta-feira

	Antes	Depois	Notas
Almoço			
Pequeno almoço			
Jantar			
Cama			

Sábado

	Antes	Depois	Notas
Almoço			
Pequeno almoço			
Jantar			
Cama			

Domingo

	Antes	Depois	Notas
Almoço			
Pequeno almoço			
Jantar			
Cama			

Notas ....
....
....
....
....
....
....
....

Semana de: ....

		Antes	Depois		Notas
Segunda-feira	Almoço				
	Pequeno almoço				
	Jantar				
	Cama				

		Antes	Depois		Notas
Terça-feira	Almoço				
	Pequeno almoço				
	Jantar				
	Cama				

		Antes	Depois		Notas
Quarta-feira	Almoço				
	Pequeno almoço				
	Jantar				
	Cama				

		Antes	Depois		Notas
Quinta-feira	Almoço				
	Pequeno almoço				
	Jantar				
	Cama				

Livro de Registo da Glucose

Sexta-feira

	Antes	Depois	Notas
Almoço			
Pequeno almoço			
Jantar			
Cama			

Sábado

	Antes	Depois	Notas
Almoço			
Pequeno almoço			
Jantar			
Cama			

Domingo

	Antes	Depois	Notas
Almoço			
Pequeno almoço			
Jantar			
Cama			

Notas ....
....
....
....
....
....
....
....

Semana de: ....

		Antes	Depois	Notas
Segunda-feira	Almoço			
	Pequeno almoço			
	Jantar			
	Cama			

		Antes	Depois	Notas
Terça-feira	Almoço			
	Pequeno almoço			
	Jantar			
	Cama			

		Antes	Depois	Notas
Quarta-feira	Almoço			
	Pequeno almoço			
	Jantar			
	Cama			

		Antes	Depois	Notas
Quinta-feira	Almoço			
	Pequeno almoço			
	Jantar			
	Cama			

Livro de Registo da Glucose

Sexta-feira

	Antes	Depois	Notas
Almoço			
Pequeno almoço			
Jantar			
Cama			

Sábado

	Antes	Depois	Notas
Almoço			
Pequeno almoço			
Jantar			
Cama			

Domingo

	Antes	Depois	Notas
Almoço			
Pequeno almoço			
Jantar			
Cama			

Notas ....
....
....
....
....
....
....

Semana de:

		Antes	Depois	Notas
Segunda-feira	Almoço			
	Pequeno almoço			
	Jantar			
	Cama			

		Antes	Depois	Notas
Terça-feira	Almoço			
	Pequeno almoço			
	Jantar			
	Cama			

		Antes	Depois	Notas
Quarta-feira	Almoço			
	Pequeno almoço			
	Jantar			
	Cama			

		Antes	Depois	Notas
Quinta-feira	Almoço			
	Pequeno almoço			
	Jantar			
	Cama			

Livro de Registo da Glucose

		Antes	Depois	Notas
Sexta-feira	Almoço			
	Pequeno almoço			
	Jantar			
	Cama			

		Antes	Depois	Notas
Sábado	Almoço			
	Pequeno almoço			
	Jantar			
	Cama			

		Antes	Depois	Notas
Domingo	Almoço			
	Pequeno almoço			
	Jantar			
	Cama			

Notas ....
....
....
....
....
....
....
....

Semana de: ....

		Antes	Depois	Notas
Segunda-feira	Almoço			
	Pequeno almoço			
	Jantar			
	Cama			

		Antes	Depois	Notas
Terça-feira	Almoço			
	Pequeno almoço			
	Jantar			
	Cama			

		Antes	Depois	Notas
Quarta-feira	Almoço			
	Pequeno almoço			
	Jantar			
	Cama			

		Antes	Depois	Notas
Quinta-feira	Almoço			
	Pequeno almoço			
	Jantar			
	Cama			

Livro de Registo da Glucose

	Antes	Depois	Notas
Sexta-feira			
Almoço			
Pequeno almoço			
Jantar			
Cama			

	Antes	Depois	Notas
Sábado			
Almoço			
Pequeno almoço			
Jantar			
Cama			

	Antes	Depois	Notas
Domingo			
Almoço			
Pequeno almoço			
Jantar			
Cama			

Notas ....
....
....
....
....
....
....

Semana de: ....

		Antes	Depois		Notas
Segunda-feira	Almoço				
	Pequeno almoço				
	Jantar				
	Cama				

		Antes	Depois		Notas
Terça-feira	Almoço				
	Pequeno almoço				
	Jantar				
	Cama				

		Antes	Depois		Notas
Quarta-feira	Almoço				
	Pequeno almoço				
	Jantar				
	Cama				

		Antes	Depois		Notas
Quinta-feira	Almoço				
	Pequeno almoço				
	Jantar				
	Cama				

Livro de Registo da Glucose

Sexta-feira

	Antes	Depois	Notas
Almoço			
Pequeno almoço			
Jantar			
Cama			

Sábado

	Antes	Depois	Notas
Almoço			
Pequeno almoço			
Jantar			
Cama			

Domingo

	Antes	Depois	Notas
Almoço			
Pequeno almoço			
Jantar			
Cama			

Notas
....
....
....
....
....
....
....
....

Semana de:..

	Antes	Depois	Notas
Segunda-feira	Almoço		
	Pequeno almoço		
	Jantar		
	Cama		

	Antes	Depois	Notas
Terça-feira	Almoço		
	Pequeno almoço		
	Jantar		
	Cama		

	Antes	Depois	Notas
Quarta-feira	Almoço		
	Pequeno almoço		
	Jantar		
	Cama		

	Antes	Depois	Notas
Quinta-feira	Almoço		
	Pequeno almoço		
	Jantar		
	Cama		

Livro de Registo da Glucose

Sexta-feira

	Antes	Depois	Notas
Almoço			
Pequeno almoço			
Jantar			
Cama			

Sábado

	Antes	Depois	Notas
Almoço			
Pequeno almoço			
Jantar			
Cama			

Domingo

	Antes	Depois	Notas
Almoço			
Pequeno almoço			
Jantar			
Cama			

Notas ....

....

....

....

....

....

....

....

Semana de: ....

		Antes	Depois	Notas
Segunda-feira	Almoço			
	Pequeno almoço			
	Jantar			
	Cama			

		Antes	Depois	Notas
Terça-feira	Almoço			
	Pequeno almoço			
	Jantar			
	Cama			

		Antes	Depois	Notas
Quarta-feira	Almoço			
	Pequeno almoço			
	Jantar			
	Cama			

		Antes	Depois	Notas
Quinta-feira	Almoço			
	Pequeno almoço			
	Jantar			
	Cama			

Livro de Registo da Glucose

Sexta-feira

	Antes	Depois	Notas
Almoço			
Pequeno almoço			
Jantar			
Cama			

Sábado

	Antes	Depois	Notas
Almoço			
Pequeno almoço			
Jantar			
Cama			

Domingo

	Antes	Depois	Notas
Almoço			
Pequeno almoço			
Jantar			
Cama			

Notas ....
....
....
....
....
....
....
....

Semana de: ....

		Antes	Depois	Notas
Segunda-feira	Almoço			
	Pequeno almoço			
	Jantar			
	Cama			

		Antes	Depois	Notas
Terça-feira	Almoço			
	Pequeno almoço			
	Jantar			
	Cama			

		Antes	Depois	Notas
Quarta-feira	Almoço			
	Pequeno almoço			
	Jantar			
	Cama			

		Antes	Depois	Notas
Quinta-feira	Almoço			
	Pequeno almoço			
	Jantar			
	Cama			

Livro de Registo da Glucose

Sexta-feira

	Antes	Depois	Notas
Almoço			
Pequeno almoço			
Jantar			
Cama			

Sábado

	Antes	Depois	Notas
Almoço			
Pequeno almoço			
Jantar			
Cama			

Domingo

	Antes	Depois	Notas
Almoço			
Pequeno almoço			
Jantar			
Cama			

Notas ....
....
....
....
....
....
....
....

Semana de: ....

		Antes	Depois	Notas
Segunda-feira	Almoço			
	Pequeno almoço			
	Jantar			
	Cama			

		Antes	Depois	Notas
Terça-feira	Almoço			
	Pequeno almoço			
	Jantar			
	Cama			

		Antes	Depois	Notas
Quarta-feira	Almoço			
	Pequeno almoço			
	Jantar			
	Cama			

		Antes	Depois	Notas
Quinta-feira	Almoço			
	Pequeno almoço			
	Jantar			
	Cama			

Livro de Registo da Glucose

		Antes	Depois	Notas
Sexta-feira	Almoço			
	Pequeno almoço			
	Jantar			
	Cama			

		Antes	Depois	Notas
Sábado	Almoço			
	Pequeno almoço			
	Jantar			
	Cama			

		Antes	Depois	Notas
Domingo	Almoço			
	Pequeno almoço			
	Jantar			
	Cama			

Notas ....
....
....
....
....
....
....
....

Semana de: ....

		Antes	Depois	Notas
Segunda-feira	Almoço			
	Pequeno almoço			
	Jantar			
	Cama			

		Antes	Depois	Notas
Terça-feira	Almoço			
	Pequeno almoço			
	Jantar			
	Cama			

		Antes	Depois	Notas
Quarta-feira	Almoço			
	Pequeno almoço			
	Jantar			
	Cama			

		Antes	Depois	Notas
Quinta-feira	Almoço			
	Pequeno almoço			
	Jantar			
	Cama			

Livro de Registo da Glucose

	Antes	Depois	Notas
Sexta-feira			
Almoço			
Pequeno almoço			
Jantar			
Cama			

	Antes	Depois	Notas
Sábado			
Almoço			
Pequeno almoço			
Jantar			
Cama			

	Antes	Depois	Notas
Domingo			
Almoço			
Pequeno almoço			
Jantar			
Cama			

Notas

....

....

....

....

....

....

....

....

Semana de:..

		Antes	Depois	Notas
Segunda-feira	Almoço			
	Pequeno almoço			
	Jantar			
	Cama			

		Antes	Depois	Notas
Terça-feira	Almoço			
	Pequeno almoço			
	Jantar			
	Cama			

		Antes	Depois	Notas
Quarta-feira	Almoço			
	Pequeno almoço			
	Jantar			
	Cama			

		Antes	Depois	Notas
Quinta-feira	Almoço			
	Pequeno almoço			
	Jantar			
	Cama			

Livro de Registo da Glucose

Sexta-feira

	Antes	Depois	Notas
Almoço			
Pequeno almoço			
Jantar			
Cama			

Sábado

	Antes	Depois	Notas
Almoço			
Pequeno almoço			
Jantar			
Cama			

Domingo

	Antes	Depois	Notas
Almoço			
Pequeno almoço			
Jantar			
Cama			

Notas ....
....
....
....
....
....
....

Semana de: ....

		Antes	Depois	Notas
Segunda-feira	Almoço			
	Pequeno almoço			
	Jantar			
	Cama			

		Antes	Depois	Notas
Terça-feira	Almoço			
	Pequeno almoço			
	Jantar			
	Cama			

		Antes	Depois	Notas
Quarta-feira	Almoço			
	Pequeno almoço			
	Jantar			
	Cama			

		Antes	Depois	Notas
Quinta-feira	Almoço			
	Pequeno almoço			
	Jantar			
	Cama			

Livro de Registo da Glucose

Sexta-feira

	Antes	Depois	Notas
Almoço			
Pequeno almoço			
Jantar			
Cama			

Sábado

	Antes	Depois	Notas
Almoço			
Pequeno almoço			
Jantar			
Cama			

Domingo

	Antes	Depois	Notas
Almoço			
Pequeno almoço			
Jantar			
Cama			

Notas ....
....
....
....
....
....
....
....

Semana de: ....

		Antes	Depois	Notas
Segunda-feira	Almoço			
	Pequeno almoço			
	Jantar			
	Cama			

		Antes	Depois	Notas
Terça-feira	Almoço			
	Pequeno almoço			
	Jantar			
	Cama			

		Antes	Depois	Notas
Quarta-feira	Almoço			
	Pequeno almoço			
	Jantar			
	Cama			

		Antes	Depois	Notas
Quinta-feira	Almoço			
	Pequeno almoço			
	Jantar			
	Cama			

Livro de Registo da Glucose

Sexta-feira

	Antes	Depois	Notas
Almoço			
Pequeno almoço			
Jantar			
Cama			

Sábado

	Antes	Depois	Notas
Almoço			
Pequeno almoço			
Jantar			
Cama			

Domingo

	Antes	Depois	Notas
Almoço			
Pequeno almoço			
Jantar			
Cama			

Notas ....
....
....
....
....
....
....
....

Semana de: ....

		Antes	Depois	Notas
Segunda-feira	Almoço			
	Pequeno almoço			
	Jantar			
	Cama			

		Antes	Depois	Notas
Terça-feira	Almoço			
	Pequeno almoço			
	Jantar			
	Cama			

		Antes	Depois	Notas
Quarta-feira	Almoço			
	Pequeno almoço			
	Jantar			
	Cama			

		Antes	Depois	Notas
Quinta-feira	Almoço			
	Pequeno almoço			
	Jantar			
	Cama			

Livro de Registo da Glucose

Sexta-feira

	Antes	Depois	Notas
Almoço			
Pequeno almoço			
Jantar			
Cama			

Sábado

	Antes	Depois	Notas
Almoço			
Pequeno almoço			
Jantar			
Cama			

Domingo

	Antes	Depois	Notas
Almoço			
Pequeno almoço			
Jantar			
Cama			

Notas ....
....
....
....
....
....
....
....

Semana de: ....

		Antes	Depois	Notas
Segunda-feira	Almoço			
	Pequeno almoço			
	Jantar			
	Cama			

		Antes	Depois	Notas
Terça-feira	Almoço			
	Pequeno almoço			
	Jantar			
	Cama			

		Antes	Depois	Notas
Quarta-feira	Almoço			
	Pequeno almoço			
	Jantar			
	Cama			

		Antes	Depois	Notas
Quinta-feira	Almoço			
	Pequeno almoço			
	Jantar			
	Cama			

Livro de Registo da Glucose

		Antes	Depois	Notas
Sexta-feira	Almoço			
	Pequeno almoço			
	Jantar			
	Cama			

		Antes	Depois	Notas
Sábado	Almoço			
	Pequeno almoço			
	Jantar			
	Cama			

		Antes	Depois	Notas
Domingo	Almoço			
	Pequeno almoço			
	Jantar			
	Cama			

Notas ....
....
....
....
....
....
....
....

Semana de:..

		Antes	Depois	Notas
Segunda-feira	Almoço			
	Pequeno almoço			
	Jantar			
	Cama			

		Antes	Depois	Notas
Terça-feira	Almoço			
	Pequeno almoço			
	Jantar			
	Cama			

		Antes	Depois	Notas
Quarta-feira	Almoço			
	Pequeno almoço			
	Jantar			
	Cama			

		Antes	Depois	Notas
Quinta-feira	Almoço			
	Pequeno almoço			
	Jantar			
	Cama			

Livro de Registo da Glucose

		Antes	Depois	Notas
Sexta-feira	Almoço			
	Pequeno almoço			
	Jantar			
	Cama			

		Antes	Depois	Notas
Sábado	Almoço			
	Pequeno almoço			
	Jantar			
	Cama			

		Antes	Depois	Notas
Domingo	Almoço			
	Pequeno almoço			
	Jantar			
	Cama			

Notas ....
....
....
....
....
....
....
....

Semana de: ....

		Antes	Depois	Notas
Segunda-feira	Almoço			
	Pequeno almoço			
	Jantar			
	Cama			

		Antes	Depois	Notas
Terça-feira	Almoço			
	Pequeno almoço			
	Jantar			
	Cama			

		Antes	Depois	Notas
Quarta-feira	Almoço			
	Pequeno almoço			
	Jantar			
	Cama			

		Antes	Depois	Notas
Quinta-feira	Almoço			
	Pequeno almoço			
	Jantar			
	Cama			

Livro de Registo da Glucose

Sexta-feira

	Antes	Depois	Notas
Almoço			
Pequeno almoço			
Jantar			
Cama			

Sábado

	Antes	Depois	Notas
Almoço			
Pequeno almoço			
Jantar			
Cama			

Domingo

	Antes	Depois	Notas
Almoço			
Pequeno almoço			
Jantar			
Cama			

Notas ....
....
....
....
....
....
....

Semana de: ....

		Antes	Depois	Notas
Segunda-feira	Almoço			
	Pequeno almoço			
	Jantar			
	Cama			

		Antes	Depois	Notas
Terça-feira	Almoço			
	Pequeno almoço			
	Jantar			
	Cama			

		Antes	Depois	Notas
Quarta-feira	Almoço			
	Pequeno almoço			
	Jantar			
	Cama			

		Antes	Depois	Notas
Quinta-feira	Almoço			
	Pequeno almoço			
	Jantar			
	Cama			

Livro de Registo da Glucose

Sexta-feira

	Antes	Depois	Notas
Almoço			
Pequeno almoço			
Jantar			
Cama			

Sábado

	Antes	Depois	Notas
Almoço			
Pequeno almoço			
Jantar			
Cama			

Domingo

	Antes	Depois	Notas
Almoço			
Pequeno almoço			
Jantar			
Cama			

Notas ....
....
....
....
....
....
....
....

Semana de: ....

Segunda-feira

	Antes	Depois	Notas
Almoço			
Pequeno almoço			
Jantar			
Cama			

Terça-feira

	Antes	Depois	Notas
Almoço			
Pequeno almoço			
Jantar			
Cama			

Quarta-feira

	Antes	Depois	Notas
Almoço			
Pequeno almoço			
Jantar			
Cama			

Quinta-feira

	Antes	Depois	Notas
Almoço			
Pequeno almoço			
Jantar			
Cama			

Livro de Registo da Glucose

		Antes	Depois		Notas
Sexta-feira	Almoço				
	Pequeno almoço				
	Jantar				
	Cama				

		Antes	Depois		Notas
Sábado	Almoço				
	Pequeno almoço				
	Jantar				
	Cama				

		Antes	Depois		Notas
Domingo	Almoço				
	Pequeno almoço				
	Jantar				
	Cama				

Notas ....
....
....
....
....
....
....

Semana de:..

		Antes	Depois	Notas
Segunda-feira	Almoço			
	Pequeno almoço			
	Jantar			
	Cama			

		Antes	Depois	Notas
Terça-feira	Almoço			
	Pequeno almoço			
	Jantar			
	Cama			

		Antes	Depois	Notas
Quarta-feira	Almoço			
	Pequeno almoço			
	Jantar			
	Cama			

		Antes	Depois	Notas
Quinta-feira	Almoço			
	Pequeno almoço			
	Jantar			
	Cama			

Livro de Registo da Glucose

Sexta-feira

	Antes	Depois	Notas
Almoço			
Pequeno almoço			
Jantar			
Cama			

Sábado

	Antes	Depois	Notas
Almoço			
Pequeno almoço			
Jantar			
Cama			

Domingo

	Antes	Depois	Notas
Almoço			
Pequeno almoço			
Jantar			
Cama			

Notas ....
....
....
....
....
....
....

Semana de: ....

	Antes	Depois	Notas
Segunda-feira Almoço Pequeno almoço Jantar Cama			

	Antes	Depois	Notas
Terça-feira Almoço Pequeno almoço Jantar Cama			

	Antes	Depois	Notas
Quarta-feira Almoço Pequeno almoço Jantar Cama			

	Antes	Depois	Notas
Quinta-feira Almoço Pequeno almoço Jantar Cama			

Livro de Registo da Glucose

		Antes	Depois	Notas
Sexta-feira	Almoço			
	Pequeno almoço			
	Jantar			
	Cama			

		Antes	Depois	Notas
Sábado	Almoço			
	Pequeno almoço			
	Jantar			
	Cama			

		Antes	Depois	Notas
Domingo	Almoço			
	Pequeno almoço			
	Jantar			
	Cama			

Notas ....
....
....
....
....
....
....

Semana de:

		Antes	Depois	Notas
Segunda-feira	Almoço			
	Pequeno almoço			
	Jantar			
	Cama			

		Antes	Depois	Notas
Terça-feira	Almoço			
	Pequeno almoço			
	Jantar			
	Cama			

		Antes	Depois	Notas
Quarta-feira	Almoço			
	Pequeno almoço			
	Jantar			
	Cama			

		Antes	Depois	Notas
Quinta-feira	Almoço			
	Pequeno almoço			
	Jantar			
	Cama			

Livro de Registo da Glucose

		Antes	Depois	Notas
Sexta-feira	Almoço			
	Pequeno almoço			
	Jantar			
	Cama			

		Antes	Depois	Notas
Sábado	Almoço			
	Pequeno almoço			
	Jantar			
	Cama			

		Antes	Depois	Notas
Domingo	Almoço			
	Pequeno almoço			
	Jantar			
	Cama			

Notas

....
....
....
....
....
....
....
....

Semana de: ....

		Antes	Depois	Notas
Segunda-feira	Almoço			
	Pequeno almoço			
	Jantar			
	Cama			

		Antes	Depois	Notas
Terça-feira	Almoço			
	Pequeno almoço			
	Jantar			
	Cama			

		Antes	Depois	Notas
Quarta-feira	Almoço			
	Pequeno almoço			
	Jantar			
	Cama			

		Antes	Depois	Notas
Quinta-feira	Almoço			
	Pequeno almoço			
	Jantar			
	Cama			

Livro de Registo da Glucose

Sexta-feira

	Antes	Depois	Notas
Almoço			
Pequeno almoço			
Jantar			
Cama			

Sábado

	Antes	Depois	Notas
Almoço			
Pequeno almoço			
Jantar			
Cama			

Domingo

	Antes	Depois	Notas
Almoço			
Pequeno almoço			
Jantar			
Cama			

Notas ....
....
....
....
....
....
....

Semana de:..

		Antes	Depois	Notas
Segunda-feira	Almoço Pequeno almoço Jantar Cama			

		Antes	Depois	Notas
Terça-feira	Almoço Pequeno almoço Jantar Cama			

		Antes	Depois	Notas
Quarta-feira	Almoço Pequeno almoço Jantar Cama			

		Antes	Depois	Notas
Quinta-feira	Almoço Pequeno almoço Jantar Cama			

Livro de Registo da Glucose

Sexta-feira

	Antes	Depois	Notas
Almoço			
Pequeno almoço			
Jantar			
Cama			

Sábado

	Antes	Depois	Notas
Almoço			
Pequeno almoço			
Jantar			
Cama			

Domingo

	Antes	Depois	Notas
Almoço			
Pequeno almoço			
Jantar			
Cama			

Notas ....
....
....
....
....
....
....
....

Semana de: ....

		Antes	Depois	Notas
Segunda-feira	Almoço			
	Pequeno almoço			
	Jantar			
	Cama			

		Antes	Depois	Notas
Terça-feira	Almoço			
	Pequeno almoço			
	Jantar			
	Cama			

		Antes	Depois	Notas
Quarta-feira	Almoço			
	Pequeno almoço			
	Jantar			
	Cama			

		Antes	Depois	Notas
Quinta-feira	Almoço			
	Pequeno almoço			
	Jantar			
	Cama			

Livro de Registo da Glucose

		Antes	Depois	Notas
Sexta-feira	Almoço			
	Pequeno almoço			
	Jantar			
	Cama			

		Antes	Depois	Notas
Sábado	Almoço			
	Pequeno almoço			
	Jantar			
	Cama			

		Antes	Depois	Notas
Domingo	Almoço			
	Pequeno almoço			
	Jantar			
	Cama			

Notas ....
....
....
....
....
....
....
....

Semana de:.................................

	Antes	Depois	Notas
Segunda-feira Almoço Pequeno almoço Jantar Cama			

	Antes	Depois	Notas
Terça-feira Almoço Pequeno almoço Jantar Cama			

	Antes	Depois	Notas
Quarta-feira Almoço Pequeno almoço Jantar Cama			

	Antes	Depois	Notas
Quinta-feira Almoço Pequeno almoço Jantar Cama			

Livro de Registo da Glucose

Sexta-feira

	Antes	Depois	Notas
Almoço			
Pequeno almoço			
Jantar			
Cama			

Sábado

	Antes	Depois	Notas
Almoço			
Pequeno almoço			
Jantar			
Cama			

Domingo

	Antes	Depois	Notas
Almoço			
Pequeno almoço			
Jantar			
Cama			

Notas ....
....
....
....
....
....
....

Semana de:

	Antes	Depois	Notas
Segunda-feira — Almoço / Pequeno almoço / Jantar / Cama			

	Antes	Depois	Notas
Terça-feira — Almoço / Pequeno almoço / Jantar / Cama			

	Antes	Depois	Notas
Quarta-feira — Almoço / Pequeno almoço / Jantar / Cama			

	Antes	Depois	Notas
Quinta-feira — Almoço / Pequeno almoço / Jantar / Cama			

Livro de Registo da Glucose

Sexta-feira

	Antes	Depois	Notas
Almoço			
Pequeno almoço			
Jantar			
Cama			

Sábado

	Antes	Depois	Notas
Almoço			
Pequeno almoço			
Jantar			
Cama			

Domingo

	Antes	Depois	Notas
Almoço			
Pequeno almoço			
Jantar			
Cama			

Notas ....
....
....
....
....
....
....
....

Semana de: ....

	Antes	**Depois**		**Notas**
Segunda-feira Almoço				
Pequeno almoço				
Jantar				
Cama				

	Antes	**Depois**		**Notas**
Terça-feira Almoço				
Pequeno almoço				
Jantar				
Cama				

	Antes	**Depois**		**Notas**
Quarta-feira Almoço				
Pequeno almoço				
Jantar				
Cama				

	Antes	**Depois**		**Notas**
Quinta-feira Almoço				
Pequeno almoço				
Jantar				
Cama				

Livro de Registo da Glucose

Sexta-feira

	Antes	Depois	Notas
Almoço			
Pequeno almoço			
Jantar			
Cama			

Sábado

	Antes	Depois	Notas
Almoço			
Pequeno almoço			
Jantar			
Cama			

Domingo

	Antes	Depois	Notas
Almoço			
Pequeno almoço			
Jantar			
Cama			

Notas ....
....
....
....
....
....
....
....

Semana de: ....

		Antes	Depois		Notas
Segunda-feira	Almoço				
	Pequeno almoço				
	Jantar				
	Cama				

		Antes	Depois		Notas
Terça-feira	Almoço				
	Pequeno almoço				
	Jantar				
	Cama				

		Antes	Depois		Notas
Quarta-feira	Almoço				
	Pequeno almoço				
	Jantar				
	Cama				

		Antes	Depois		Notas
Quinta-feira	Almoço				
	Pequeno almoço				
	Jantar				
	Cama				

Livro de Registo da Glucose

		Antes	Depois	Notas
Sexta-feira	Almoço			
	Pequeno almoço			
	Jantar			
	Cama			

		Antes	Depois	Notas
Sábado	Almoço			
	Pequeno almoço			
	Jantar			
	Cama			

		Antes	Depois	Notas
Domingo	Almoço			
	Pequeno almoço			
	Jantar			
	Cama			

Notas ....
....
....
....
....
....
....

Semana de:...

		Antes	Depois	Notas
Segunda-feira	Almoço			
	Pequeno almoço			
	Jantar			
	Cama			

		Antes	Depois	Notas
Terça-feira	Almoço			
	Pequeno almoço			
	Jantar			
	Cama			

		Antes	Depois	Notas
Quarta-feira	Almoço			
	Pequeno almoço			
	Jantar			
	Cama			

		Antes	Depois	Notas
Quinta-feira	Almoço			
	Pequeno almoço			
	Jantar			
	Cama			

Livro de Registo da Glucose

		Antes	Depois	Notas
Sexta-feira	Almoço			
	Pequeno almoço			
	Jantar			
	Cama			

		Antes	Depois	Notas
Sábado	Almoço			
	Pequeno almoço			
	Jantar			
	Cama			

		Antes	Depois	Notas
Domingo	Almoço			
	Pequeno almoço			
	Jantar			
	Cama			

Notas ....
....
....
....
....
....
....

Semana de: ....

		Antes	Depois	Notas
Segunda-feira	Almoço			
	Pequeno almoço			
	Jantar			
	Cama			

		Antes	Depois	Notas
Terça-feira	Almoço			
	Pequeno almoço			
	Jantar			
	Cama			

		Antes	Depois	Notas
Quarta-feira	Almoço			
	Pequeno almoço			
	Jantar			
	Cama			

		Antes	Depois	Notas
Quinta-feira	Almoço			
	Pequeno almoço			
	Jantar			
	Cama			

Livro de Registo da Glucose

	Antes	Depois	Notas
Sexta-feira			
Almoço			
Pequeno almoço			
Jantar			
Cama			

	Antes	Depois	Notas
Sábado			
Almoço			
Pequeno almoço			
Jantar			
Cama			

	Antes	Depois	Notas
Domingo			
Almoço			
Pequeno almoço			
Jantar			
Cama			

Notas ....
....
....
....
....
....
....

Semana de: ....

		Antes	Depois	Notas
Segunda-feira	Almoço			
	Pequeno almoço			
	Jantar			
	Cama			

		Antes	Depois	Notas
Terça-feira	Almoço			
	Pequeno almoço			
	Jantar			
	Cama			

		Antes	Depois	Notas
Quarta-feira	Almoço			
	Pequeno almoço			
	Jantar			
	Cama			

		Antes	Depois	Notas
Quinta-feira	Almoço			
	Pequeno almoço			
	Jantar			
	Cama			

Livro de Registo da Glucose

Sexta-feira

	Antes	Depois	Notas
Almoço			
Pequeno almoço			
Jantar			
Cama			

Sábado

	Antes	Depois	Notas
Almoço			
Pequeno almoço			
Jantar			
Cama			

Domingo

	Antes	Depois	Notas
Almoço			
Pequeno almoço			
Jantar			
Cama			

Notas ....
....
....
....
....
....
....
....

Semana de: ....

		Antes	Depois	Notas
Segunda-feira	Almoço			
	Pequeno almoço			
	Jantar			
	Cama			

		Antes	Depois	Notas
Terça-feira	Almoço			
	Pequeno almoço			
	Jantar			
	Cama			

		Antes	Depois	Notas
Quarta-feira	Almoço			
	Pequeno almoço			
	Jantar			
	Cama			

		Antes	Depois	Notas
Quinta-feira	Almoço			
	Pequeno almoço			
	Jantar			
	Cama			

Livro de Registo da Glucose

		Antes	Depois	Notas
Sexta-feira	Almoço			
	Pequeno almoço			
	Jantar			
	Cama			

		Antes	Depois	Notas
Sábado	Almoço			
	Pequeno almoço			
	Jantar			
	Cama			

		Antes	Depois	Notas
Domingo	Almoço			
	Pequeno almoço			
	Jantar			
	Cama			

Notas ....
....
....
....
....
....
....
....

Semana de:...

	Antes	Depois	Notas
Segunda-feira Almoço Pequeno almoço Jantar Cama			

	Antes	Depois	Notas
Terça-feira Almoço Pequeno almoço Jantar Cama			

	Antes	Depois	Notas
Quarta-feira Almoço Pequeno almoço Jantar Cama			

	Antes	Depois	Notas
Quinta-feira Almoço Pequeno almoço Jantar Cama			

Livro de Registo da Glucose

		Antes	Depois	Notas
Sexta-feira	Almoço			
	Pequeno almoço			
	Jantar			
	Cama			

		Antes	Depois	Notas
Sábado	Almoço			
	Pequeno almoço			
	Jantar			
	Cama			

		Antes	Depois	Notas
Domingo	Almoço			
	Pequeno almoço			
	Jantar			
	Cama			

Notas ....
....
....
....
....
....
....
....

Semana de: ....

		Antes	Depois	Notas
Segunda-feira	Almoço			
	Pequeno almoço			
	Jantar			
	Cama			

		Antes	Depois	Notas
Terça-feira	Almoço			
	Pequeno almoço			
	Jantar			
	Cama			

		Antes	Depois	Notas
Quarta-feira	Almoço			
	Pequeno almoço			
	Jantar			
	Cama			

		Antes	Depois	Notas
Quinta-feira	Almoço			
	Pequeno almoço			
	Jantar			
	Cama			

Livro de Registo da Glucose

Sexta-feira

	Antes	Depois	Notas
Almoço			
Pequeno almoço			
Jantar			
Cama			

Sábado

	Antes	Depois	Notas
Almoço			
Pequeno almoço			
Jantar			
Cama			

Domingo

	Antes	Depois	Notas
Almoço			
Pequeno almoço			
Jantar			
Cama			

Notas ....
....
....
....
....
....
....
....

Semana de: ....

		Antes	Depois	Notas
Segunda-feira	Almoço			
	Pequeno almoço			
	Jantar			
	Cama			

		Antes	Depois	Notas
Terça-feira	Almoço			
	Pequeno almoço			
	Jantar			
	Cama			

		Antes	Depois	Notas
Quarta-feira	Almoço			
	Pequeno almoço			
	Jantar			
	Cama			

		Antes	Depois	Notas
Quinta-feira	Almoço			
	Pequeno almoço			
	Jantar			
	Cama			

Livro de Registo da Glucose

Sexta-feira

	Antes	Depois	Notas
Almoço			
Pequeno almoço			
Jantar			
Cama			

Sábado

	Antes	Depois	Notas
Almoço			
Pequeno almoço			
Jantar			
Cama			

Domingo

	Antes	Depois	Notas
Almoço			
Pequeno almoço			
Jantar			
Cama			

Notas ....
....
....
....
....
....
....

Semana de: ....

		Antes	Depois		Notas
Segunda-feira	*Almoço* *Pequeno almoço* *Jantar* *Cama*				

		Antes	Depois		Notas
Terça-feira	*Almoço* *Pequeno almoço* *Jantar* *Cama*				

		Antes	Depois		Notas
Quarta-feira	*Almoço* *Pequeno almoço* *Jantar* *Cama*				

		Antes	Depois		Notas
Quinta-feira	*Almoço* *Pequeno almoço* *Jantar* *Cama*				

Livro de Registo da Glucose

Sexta-feira

	Antes	Depois	Notas
Almoço			
Pequeno almoço			
Jantar			
Cama			

Sábado

	Antes	Depois	Notas
Almoço			
Pequeno almoço			
Jantar			
Cama			

Domingo

	Antes	Depois	Notas
Almoço			
Pequeno almoço			
Jantar			
Cama			

Notas ....
....
....
....
....
....
....
....

Semana de: ....

Segunda-feira

	Antes	Depois	Notas
Almoço			
Pequeno almoço			
Jantar			
Cama			

Terça-feira

	Antes	Depois	Notas
Almoço			
Pequeno almoço			
Jantar			
Cama			

Quarta-feira

	Antes	Depois	Notas
Almoço			
Pequeno almoço			
Jantar			
Cama			

Quinta-feira

	Antes	Depois	Notas
Almoço			
Pequeno almoço			
Jantar			
Cama			

Livro de Registo da Glucose

Sexta-feira

	Antes	Depois	Notas
Almoço			
Pequeno almoço			
Jantar			
Cama			

Sábado

	Antes	Depois	Notas
Almoço			
Pequeno almoço			
Jantar			
Cama			

Domingo

	Antes	Depois	Notas
Almoço			
Pequeno almoço			
Jantar			
Cama			

Notas ....
....
....
....
....
....
....
....

Semana de: ....

	Antes	Depois	Notas
Segunda-feira Almoço Pequeno almoço Jantar Cama			

	Antes	Depois	Notas
Terça-feira Almoço Pequeno almoço Jantar Cama			

	Antes	Depois	Notas
Quarta-feira Almoço Pequeno almoço Jantar Cama			

	Antes	Depois	Notas
Quinta-feira Almoço Pequeno almoço Jantar Cama			

Livro de Registo da Glucose

		Antes	Depois	Notas
Sexta-feira	Almoço			
	Pequeno almoço			
	Jantar			
	Cama			

		Antes	Depois	Notas
Sábado	Almoço			
	Pequeno almoço			
	Jantar			
	Cama			

		Antes	Depois	Notas
Domingo	Almoço			
	Pequeno almoço			
	Jantar			
	Cama			

Notas ....
....
....
....
....
....
....

Semana de: ....

		Antes	Depois	Notas
Segunda-feira	Almoço			
	Pequeno almoço			
	Jantar			
	Cama			

		Antes	Depois	Notas
Terça-feira	Almoço			
	Pequeno almoço			
	Jantar			
	Cama			

		Antes	Depois	Notas
Quarta-feira	Almoço			
	Pequeno almoço			
	Jantar			
	Cama			

		Antes	Depois	Notas
Quinta-feira	Almoço			
	Pequeno almoço			
	Jantar			
	Cama			

Livro de Registo da Glucose

Sexta-feira

	Antes	Depois	Notas
Almoço			
Pequeno almoço			
Jantar			
Cama			

Sábado

	Antes	Depois	Notas
Almoço			
Pequeno almoço			
Jantar			
Cama			

Domingo

	Antes	Depois	Notas
Almoço			
Pequeno almoço			
Jantar			
Cama			

Notas ....
....
....
....
....
....
....
....

www.ingramcontent.com/pod-product-compliance
Lightning Source LLC
Chambersburg PA
CBHW050743030426
42336CB00012B/1638